Kombinierte Anwendung von Naturstoffen **in der
biologischen Krebsabwehr**

Vorbemerkung des Autors

Der Autor beabsichtigt nicht individuelle Therapieempfehlungen zu geben. Die vorgeschlagenen Naturstoffkombinationen sind auch nicht als Ersatz für die schulmedizinische Behandlung zu verstehen, sondern zur Ergänzung unter ärztlicher oder heilpraktischer Betreuung. Das Buch will lediglich aus naturwissenschaftlicher Sicht die Einsatzmöglichkeiten einer geeigneten Kombination verschiedener Naturstoffe in der alternativen Krebsbehandlung vermitteln. Für den Erfolg und die Richtigkeit der Anwendungen in jedem Einzelfall kann der Autor keinerlei Gewähr übernehmen.

Dr. rer. nat. Harald Knote

Kombinierte Anwendung von Naturstoffen in der biologischen Krebsabwehr

© 2004, 2. Aufl. 2006 Harald Knote
Satz, Umschlaggestaltung, Herstellung und Verlag: Books on Demand GmbH,
Norderstedt
ISBN 3-8334-4938-1

Inhalt

Vorwort

In der Medizin hat in den letzten Jahren ein Umdenken stattgefunden mit der Einbeziehung einer ganzheitlichen Betrachtungsweise von Krankheit und Therapie. Dies ist verstärkt auch in der Krebstherapie erforderlich. Krebs lässt sich nach meiner Überzeugung erfolgreich nur bekämpfen, wenn man versucht ihn von verschiedenen Stellen gleichzeitig anzugehen. Hierbei könnte durch den kombinierten Einsatz hochwirksamer Naturstoffe eine entscheidende Verbesserung bei einer Zusatztherapie zu der schulmedizinischen Behandlung erreicht werden.

Die hier vorgestellten Therapieempfehlungen ergeben sich aus einem ausführlichen Studium neuerer wissenschaftlicher Erkenntnisse sowie eigener biochemischer Laboruntersuchungen. Zum Teil werden auch bereits bekannte ärztliche Empfehlungen wiedergegeben sowie Erfahrungen auf Grund von Darstellungen im Internet. Ich möchte ausdrücklich betonen, dass die in diesem Buch vorgestellten Empfehlungen nicht die herkömmliche schulmedizinische Behandlung ersetzen können, sondern als Ergänzung für die Nachsorgebehandlung gedacht sind.

Dr. Harald Knote

Einleitung

Die Entfernung des Primärtumors durch Operation, Bestrahlung und Chemotherapie reichen oft nicht aus, um eine Heilung zu erreichen. Die meisten an Krebs erkrankten Menschen sterben auch nicht am Primärtumor, sondern an den Folgen der Tochtergeschwülste oder Metastasen, welche durch abwandernde Krebszellen entstehen.

Bisher eingesetzte ergänzende Maßnahmen der biologischen Krebsbekämpfung setzten auf die krebshemmende Wirkung einzelner Naturstoffe, wie z. B. die Mistel, die Wirkstoffe des Grünen Tees, proteolytische oder eiweißspaltende Enzyme oder asiatische Heilpilze. Mit diesen zusätzlichen Maßnahmen ließen sich in bestimmten Fällen Heilerfolge erzielen oder die Lebenserwartung verlängern. Um zu einer besseren biologischen Krebsbekämpfung zu gelangen, sollte nach Meinung des Autors eine sinnvolle Kombination verschiedener Naturstoffe angewendet werden. Der Autor zeigt an Hand biochemischer Zusammenhänge, dass die Naturstoffarten proteolytische Enzyme, Heilpilze, Selen und Lycopin für eine optimale Wirkung kombiniert werden können. Zur Unterstützung gegen die Verbreitung und das Wachstum von Metastasen zeigt ein Extrakt der Ackerwinde positive Wirkung.

Die Entstehung von Krebs

Wir wissen heute, dass die Entstehung von Krebszellen etwas völlig Normales ist. In unserem Körper werden ständig neue Zellen erzeugt. In jeder Stunde unseres Lebens werden Milliarden neuer Zellen gebildet. Durch den Einfluß von verschiedenen Faktoren wie genetischen, physikalischen oder chemischen Mechanismen kann dabei die Bildung einer neuen Körperzelle gestört werden. Diese Einflüsse bewirken gelegentlich eine winzige Veränderung im Bauplan der Zelle. Bei der fortschreitenden Zellteilung wandelt sich diese gestörte Zelle zunehmend in eine Krebszelle. Als solche teilt sie sich ungehemmt, das natürliche Selbstmordprogramm, die sogenannte Apoptose, ist verlorengegangen. Die umprogrammierte Zelle verliert auch die Kommunikationsfähigkeit mit seinen Nachbarzellen. Durch den Aufbau von Schutzmechanismen an ihrer Oberfläche bildet sich zunehmend von Zellteilung zu Zellteilung eine fremdartige Struktur gegenüber normalen Körperzellen heraus. Bei einem gut funktionierenden Immunsystem kann die fremdartige Krebszelle an ihren Oberflächenmolekülen als Feind erkannt, aufgespürt und zerstört werden. Auch als gesunder Mensch hat man ständig zwischen 100 und 10.000 Krebszellen in seinem Organismus. Eine Krebserkrankung bildet sich erst heraus, wenn das Immunsystem nicht mehr in der Lage ist genügend Krebszellen zu finden und zu vernichten, bevor sich diese so stark vermehren, dass ein diagnostisch feststellbarer Tumor entsteht.

Die körpereigenen Abwehrmechanismen

Das körpereigene Abwehrsystem hat verschiedene Strategien entwickelt, um Krebszellen zu erkennen und zu zerstören. Dabei spielen vier verschiedene Zelltypen und sogenannte Zytokine oder Botenstoffe eine wichtige Rolle. Der erste erfolgreiche Zelltyp sind die Fresszellen des Immunsystems, die sogenannten Makrophagen. Sie umschlingen die Krebszellen und fressen sie sozusagen auf. Außerdem erzeugen die Makrophagen den Stoff Tumor-Nekrose-Faktor (TNF), der beim Kontakt mit Tumorzellen deren Absterben auslösen kann. Man weiß, dass der Tumor-Nekrose-Faktor von den Makrophagen nur erzeugt wird, wenn sich diese in einem alarmierten Zustand befinden. Auch die Zellmembran der Makrophagen kann eine unmittelbar zytotoxische Wirkung auf Krebszellen beim Kontakt mit ihnen ausüben. Der nächste Zelltyp sind bestimmte Lymphozyten, welche Krebszellen an ihren typischen Oberflächenmerkmalen, den Krebszell-Antigenen, erkennen können. Diese Lymphozyten leiten dann eine Zerstörung der Krebszellen ein. Eine Gruppe davon bezeichnet man als zytotoxische Lymphozyten, auch T-Helferzellen (Th1) genannt. Eine andere Gruppe von Lymphozyten bildet spezielle Antikörper, welche die zu ihnen passenden Krebszellantigene erkennen können. Bei Kontakt mit einer Krebszelle verbinden sich die Antikörper mit den Krebszellantigenen. Diese Lymphozyten sind die T-Helferzellen vom Typ Th2. Als weiteren Zelltyp des Immunsystems besitzen wir sogenannte Natürliche Killerzellen (NK-Zellen). Diese können ebenfalls die Krebszellen als Feind erkennen und dann wirksam zerstören.

Zu den wichtigsten Botenstoffen oder Zytokinen gehören die Interferone und die Interleukine, welche ebenfalls Krebszellen zerstören können. Diese werden von den oben erwähnten Lymphozyten, d. h. von den Th1 und Th2-Zellen erzeugt. Das Zusammenwirken von Makrophagen, Lymphozyten, Natürlichen Killerzellen und den von ihnen erzeugten Interferonen und Interleukinen einschließlich des Tumor-Nekrose-Faktors ist die Überlebensstrategie des menschlichen Körpers gegen das Wachstum und die Verbreitung von Krebszellen.

Warum kommt es dennoch zu Krebswachstum und -verbreitung?

Das Auftreten von Krebskrankheiten nimmt im allgemeinen mit dem Alter zu. Dies liegt vor allem daran, dass die Abwehrkräfte beim jungen Menschen stärker sind als beim älteren. Hauptverantwortlich ist hierfür die unterschiedliche Qualität der Lymphozyten. Beim jungen Menschen bilden sich beim Kontakt mit Krebszellantigenen sehr schnell die Th1-Zellen. Diese Lymphozyten bilden in hoher Konzentration Zytokine wie den Tumor-Nekrose-Faktor (TNF) sowie die Interleukine IL1 und IL2 und Interferone. Damit werden beim jungen Erwachsenen Krebszellen schnell erkannt und unschädlich gemacht. Auch die Natürlichen Killerzellen (NK-Zellen) werden beim jungen Menschen entsprechend stärker aktiviert.

Mit zunehmendem Alter entstehen mehr sogenannte Th2-Zellen. Die Zytokine dieser Lymphozyten besitzen jedoch eine geringere Abwehrkraft gegen Krebszellen. Hinzu kommt, dass mit steigendem Alter ein weiteres Zytokin gebildet wird, welches die Abwehrkräfte und damit die Th1-Zellen schwächt. Dieser zusätzlich gebildete Botenstoff ist der Transformation Growth Factor Beta (TGF-ß). Der TGF-ß spielt bei der Wundheilung eine wichtige Rolle. Bei den Krebserkrankungen ist der mit steigendem Alter vermehrt gebildete TGF-ß Mitursache dafür, dass weniger TNF, Interleukine IL1 und IL2 und Interferone gebildet werden und damit die Abwehrkraft schwächer wird.

Ein weiterer Einfluß, welcher die Abwehrkraft schwächt, kann eine zu starke Bildung des Tumor-Nekrose-Faktors TNF sein. TNF-Rezeptoren können sich mit TNF zu einem Komplex verbinden, wobei der TNF seine tumorzellenzerstörende Wirkung verliert. Dies ist eine der Hauptursachen für die mit fortschreitender Krebserkrankung auftretender Appetitlosigkeit und dem zunehmenden Kräfteverfall (Kachexie).

Weitere Prozesse, welche mit zu Kräfteverfall und geringer werdender Abwehrkraft beitragen, sind die Bildung von sogenannten Immunkomplexen, wenn sich die Antikörper mit den Krebsantigenen verbinden. Diese

Immunkomplexe werden normalerweise von den Makrophagen aufgefressen. Bei einer fortgeschrittenen Krebserkrankung, wenn sich viele solcher Immunkomplexe gebildet haben, können diese nicht mehr in ausreichender Menge von den Makrophagen eliminiert werden. Damit steigt die Anzahl der Immunkomplexe an und mindert ebenfalls die Abwehrleistung des Körpers. So kann allmählich ein Zustand eintreten, bei dem sich der Körper nicht mehr mit seinen eigenen Abwehrkräften gegen die Krebserkrankung wehren kann.

Wie können Metastasen entstehen?

Im ursprünglichen Tumor befinden sich sogenannte Adhäsionsmoleküle, Cadherine genannt. Dadurch werden Tumorzellen im Tumorzellverband festgehalten, und es wird so ein Abwandern verhindert. Wenn die Krebsgeschwulst eine gewisse Größe hat, nimmt die Bindungskraft der Adhäsionsmoleküle ab, so dass einzelne Krebszellen abwandern können und im Nachbargewebe ansiedeln können sowie in das Blut und in die Lymphe ausströmen können und sich schließlich auch in den Lymphgefäßen ansiedeln können. Es wurde festgestellt, dass die Adhäsionskraft nachlässt, wenn ein Mangel an den Enzymen Trypsin und Plasmin besteht. Die Ansiedelung von Krebszellen und damit die Bildung von Metastasen erfolgt über die Ausstülpung bestimmter Adhäsionsmoleküle, wie z. B. das CD 44. Ein weiteres Adhäsionsmolekül, das die Metastasenbildung begünstigt, ist das Fibronektin. In experimentellen Versuchen konnte man nachweisen, dass Antikörper das CD 44 neutralisieren und somit das Andocken der Krebszellen verhindern, wodurch die Bildung von Metastasen unterbleibt.

Angiogenese – Krebswachstum durch Bildung neuer Blutgefäße

Es ist bekannt, dass ein Krebszellenverband mit einem Durchmesser von weniger als 2 mm zunächst nicht weiter wächst und von einem gesunden Immunsystem noch bekämpft werden kann. Ist das Immunsystem zu schwach, kann der Krebszellenverband weiter wachsen. Dies geschieht nicht nur durch permanente Zellteilung. Ein Krebszellenverband kann nur weiter wachsen, wenn er ausreichend mit Blut versorgt wird. Dies gilt insbesondere auch für Metastasen. Der Krebszellenverband hat eine weitere Überlebensstrategie: In ihm werden Wachstumsfaktoren ausgeschüttet, welche die Bildung neuer Blutgefäße anregen. Diese Bildung neuer Blutgefäße nennt man Angiogenese. Die mit Hilfe der Wachstumsfaktoren gebildeten neuen Blutgefäße versorgen den Krebszellenverband mit Nährstoffen, so dass er weiter wachsen kann. Ein wichtiger Wachstumsfaktor ist der sogenannte „vascu-endothelial growth factor" VEGF. Die Pharmaindustrie versucht derzeit Medikamente zu entwicklen, welche die Angiogenese blockieren können und damit gezielt gegen Metastasen wirken können. Nun gibt es jedoch mit der Ackerwinde auch eine Pflanze, die Stoffe enthält, welche die Bildung neuer Blutgefäße in Tumoren hemmt und zudem die Immunabwehr stärkt.

Die vier Stadien der Krebserkrankung und der mögliche Einsatz der Behandlung

Eine Krebserkrankung tritt nicht von heute auf morgen auf, man erkennt sie meist nur plötzlich. Im allgemeinen (mit Ausnahme der akuten Leukämieformen) besteht ein mehr oder weniger langes Frühstadium der Tumorerkrankung. Die verschiedenen Phasen der Krebserkrankung wurden von Prof. Wrba zu einem Schema zusammengefasst. Danach gibt es eine unsichtbare Phase und sichtbare Phasen. Während der unsichtbaren Phase kommt den abwehrsteigernden Behandlungsmethoden besondere Bedeutung zu. Bei ihnen besteht bei rechtzeitiger Anwendung die Chance, dass die Krankheit sich nicht zur sichtbaren Phase weiterentwickelt. In den meisten Fällen kommt es jedoch erst nach vielen Jahren einer unsichtbaren Phase zur Entwicklung erkennbarer Symptome. Erst wenn erkennbare Symptome wie Gewichtsverlust, Kräfteverfall oder Appetitlosigkeit eingetreten sind und die Krebserkrankung vom Arzt nachgewiesen wurde, spricht man von der sichtbaren Phase der Krebserkrankung. In dieser Phase sind abwehrsteigernde Maßnahmen allein nicht mehr in der Lage die Situation entscheidend zu verbessern. Hier ist die schulmedizinische Behandlung durch Operation, Strahlen- und Chemotherapie angebracht, um die meisten der Krebszellen zu entfernen oder zu zerstören. Dabei besteht die Hoffnung, dass möglichst alle Tumorzellen entfernt werden oder aber nur noch so wenige zurückbleiben, dass mit zusätzlichen abwehrsteigernden Maßnahmen der Weg zur endgültigen Heilung beschritten werden kann. Nach Operation, Strahlenbehandlung und Chemotherapie besteht eine ähnliche Situation wie in der unsichtbaren Phase. Meist ist jedoch durch die schulmedizinische Behandlung die Abwehrkraft der Patienten so stark geschwächt, dass auch die wenigen möglicherweise noch verbliebenen Krebszellen es leichter haben sich wieder zu vermehren und ein Rückfall oder Rezidiv entsteht. In der Phase nach Operation, Strahlenbehandlung und Chemotherapie sollte deshalb alles versucht werden, um die noch vorhandenen Krebszellen zu entfernen und die körpereigenen Abwehrkräfte optimal zu steigern, z. B.

durch eine zusätzliche Behandlung mittels einer Kombination hochwirksamer Naturstoffe. Die biologische Behandlung hat in der unsichtbaren Phase sowie nach der schulmedizinischen Behandlung eine echte Chance, wenn die Zahl der Krebszellen klein ist. Die in den folgenden Abschnitten vorgestellten Maßnahmen beruhen auf den krebshemmenden Eigenschaften von eiweißspaltenden Enzymen, Heilpilzen, Selen, dem roten Tomatenfarbstoff Lycopin und einem Extrakt der Ackerwinde.

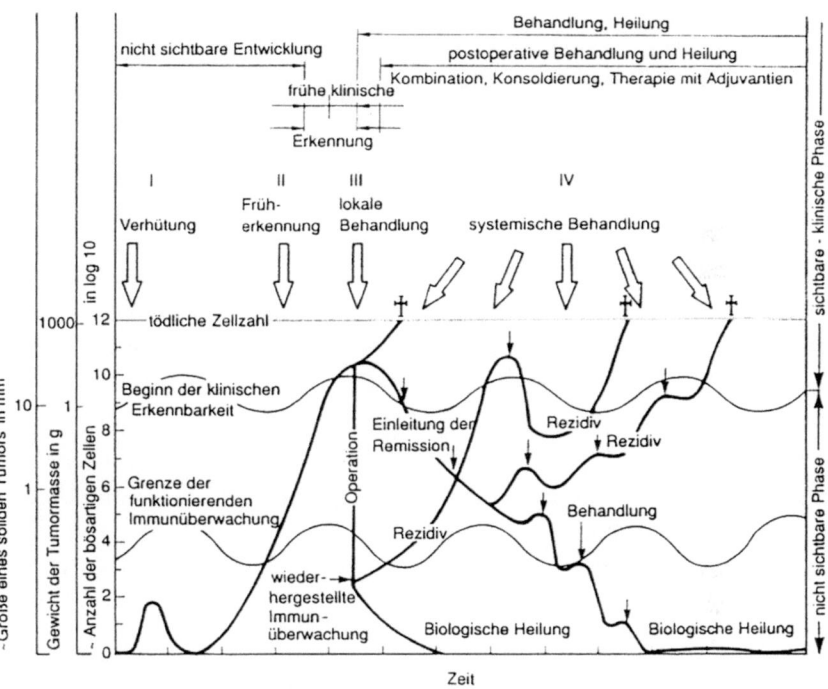

Schematische Darstellung der Beziehung zwischen Erkrankungsstadium und möglichen Angriffspunkten für die Behandlung (nach Professor Wrba).

Eigenschaften von Krebszellen

Um Ansatzpunkte für die Krebsbehandlung zu erhalten ist es wichtig zunächst die Eigenschaften von Krebszellen zu betrachten:

Krebszellen besitzen keinen wie in normalen Zellen programmierten Zelltod (Apoptose) mehr. Sie teilen sich ungehemmt. Krebszellen haben die Kommunikation mit Nachbarzellen, wie sie in gesundem Gewebe stattfindet, aufgegeben. Krebszellen sind für die körpereigene Immunabwehr nur schwer zu erkennen. Sie tarnen sich mit bestimmten Eiweißstoffen (Proteinen) an ihrer Oberfläche, so dass ihre Antigene nicht mehr einfach erkannt werden können. Krebszellen lösen sich vom Primärtumor, wandern aus und bilden in anderen Organen oder Körperregionen Tochtergeschwülste oder Metastasen.

Die meisten in der Chemotherapie angewandten Stoffe zielen darauf ab die Zellteilung zu hemmen oder den Stoffwechsel der Krebszellen auszuschalten. Wenn vom Primärtumor bereits Zellen abgewandert sind, können mit der Chemotherapie diese Zellen oft nicht mehr ausreichend bekämpft werden. Wenn die körpereigenen Abwehrkräfte im fortgeschrittenen Stadium bereits stark geschwächt sind, ist das Weiterwachsen des Krebses und die Bildung von Metastasen mit den bisherigen Medikamenten und Mitteln in vielen Fällen nicht mehr aufzuhalten. Da sich die Krebszellen tarnen, sind sie von einem geschwächten Immunsystem nur schwer oder nicht mehr erkennbar und damit nur schwer oder gar nicht mehr zu bekämpfen.

Krebszellen tarnen sich

Die Krebszellen besitzen eine eigene Überlebensstrategie. Sie tarnen sich durch die Ausbildung einer Eiweißhülle (Proteinhülle), womit die Antigene geschützt sind und damit vom körpereigenen Abwehrsystem nur schwer zu erkennen sind. Krebszellen, welche dennoch erkannt werden, verbinden sich über die Antigene mit bestimmten Immunzellen, wobei sogenannte Immunkomplexe entstehen. Wenn sich sehr viele solcher Immunkomplexe bilden, sind die Makrophagen nicht mehr in der Lage alle diese zu beseitigen, so dass es zu einer Anhäufung kommt. Desweiteren wurde in Tumorgewebe ein erhöhter Fibringehalt festgestellt. Der Stoff Fibrin ist verantwortlich für die Blutgerinnung und entsteht aus seiner Vorstufe, dem immer im Blut vorhandenen Fibrinogen mittels des Enzyms Thrombin. Fibrin selbst besteht auch aus Eiweiß.

Nun gibt es eine Gruppe bestimmter Enzyme, welche Eiweiß in ihre Bausteine, die Aminosäuren, zerlegen können. Diese Enzyme nennt man proteolytische (=eiweißspaltende) Enzyme. Mit Hilfe dieser Enzyme sollte es möglich sein sowohl die Immunkomplexe als auch das den Krebszellen anhaftende Fibrin aufzulösen. Außerdem sollte es möglich sein mittels proteolytischer Enzyme die proteinhaltige Tarnhülle der Krebszellen aufzulösen. Damit könnten die Krebszellen vom körpereigenen Abwehrsystem erkannt und, wenn es nicht schon zu schwach ist, auch von diesem bekämpft werden.

Eine weitere Überlebensstrategie ist die Bildung neuer Blutgefäße mit Hilfe der Ausschüttung von Wachstumsfaktoren, welche die Versorgung des Krebszellenverbandes mit Nährstoffen sicherstellt, so dass er weiter wachsen kann. Dies führt insbesondere auch zu einem Weiterwachsen von Metastasen.

Alternative und ergänzende Behandlungsmethoden

Die Enzymtherapie

Papain aus der unreifen Papayafrucht

Die Aborigines (Ureinwohner) in Australien wussten schon vor Jahrhunderten um die Heilkraft der Papaya-Pflanze. 1962 besiegte der Australier Frank Sheldon mit einer Selfmade-Kur auf der Basis eines Eingeborenen-Rezeptes der unreifen Papayafrucht seinen Lungenkrebs. Es gelang schon vor längerer Zeit den Wirkstoff, das Enzym Papain, aus dem Milchsaft der unreifen Papaya-Frucht zu isolieren. Vor einigen Jahren wurde ein hochwirksames Papaya-Kozentrat für den Einsatz in der adjuvanten Krebstherapie entwickelt. Papain ist in Form von Dragees als Nahrungsergänzungsmittel zur Unterstützung der Eiweißverdauung im Handel erhältlich. Papain kann Proteine bis zu den Aminosäuren spalten, es hat sein Wirkoptimum im pH-Bereich von 4 bis 7, also im schwach sauren bis neutralen Bereich. Papain ist in Wasser löslich, es ist ein kristallines PolyPeptid mit einem Molekulargewicht von 23.350, das aus einer Kette von 212 Aminosäure-Resten mit vier Disulfid-Brücken besteht. Die Raumstruktur und die Reihenfolge (Sequenz) der Aminosäurebausteine sind bekannt. Für die eiweißspaltende Wirkung ist die Gegenwart der freien Sulfhydrylgruppe (SH-Gruppe) des Cysteins-25 sowie das zugängliche Histidin 159 Voraussetzung.

Bromelain aus der Ananas

Ein weiteres wichtiges proteolytisches Enzym ist das Bromelain, welches aus der Ananas gewonnen wird. Das Bromelain ist eigentlich ein Gemisch sehr ähnlicher sulfhydrylhaltiger proteolytischer Enzyme. Anders als Papain ist Bromelain auch noch in reifen Früchten enthalten. Bromelain besitzt ein Molekulargewicht von ca. 33.000. Es hat sein Wirkoptimum zwischen pH 6 und 7,5. Im Handel sind Tabletten oder Dragees mit und ohne Papain erhältlich.

Wirkungsweise der proteolytischen Enzyme

Durch eiweißspaltende Enzyme kann die Tarnhülle der Krebszellen aufgelöst werden. Dies ist deshalb wichtig, weil alle Zellen auf ihrer Oberfläche Erkennungsmerkmale, sogenannte Antigene, tragen. An den je nach Zelle unterschiedlichen Antigenen unterscheidet das Abwehrsystem zwischen körpereigenen und körperfremden Zellen. Krebszellen tragen sozusagen „getarnte Nummernschilder". Die Abwehrzellen können Freund und Feind nur schwer erkennen. Mit Hilfe proteolytischer Enzyme, wie Papain und Bromelain, werden die Antigene wieder freigelegt. Die Tumorzelle kann erkannt und von den Abwehrzellen angegriffen werden.

Reduzierung der Bildung von Metastasen

Bei jedem Tumor besteht auch die Gefahr, dass sich während oder nach der Operation einzelne Zellen ablösen und sich an anderen Stellen des Körpers ansiedeln. Sie können dort zu Metastasen heranwuchern. Ist schließlich der ganze Körper von Metastasen befallen, gibt es meist keine Rettung mehr. Diese Gefahr wird durch die eiweißspaltenden Enzyme Papain und Bromelain verringert. Diese Enzyme machen das Blut dünnflüssiger und vermindern damit die Haftfähigkeit von abgelösten Krebszellen. Im schneller fließenden Blut finden somit abgelöste Krebszellen weniger Gelegenheit sich irgendwo anzuheften und anzuwachsen. Papain und Bromelain wirken so der Entstehung von Metastasen entgegen. Die Enzyme Papain und Bromelain verändern auch das Adhäsionsmolekül CD 44, so dass das Anwachsen neuer Krebszellen erschwert wird. Bromelain hat auch die Eigenschaft, Fibrin aufzulösen.

Ein weiteres eiweißspaltendes Enzym, das bereits im Verdauungstrakt des Menschen vorkommt, das Trypsin, verstärkt die Bindung im ursprünglichen Tumorgewebe und wirkt somit einer Auswanderung entgegen.

Wirkungen auf das Immunsystem

Bei der Abwehr von Tumorzellen können sich sogenannte Immunkomplexe bilden. Diese behindern das Abwehrsystem, wenn die Makrophagen nicht mehr in der Lage sind alle Immunkomplexe zu beseitigen. Krebszellen können ihre Antigene abstoßen oder nach Auflösung von Tumorzellen bleiben die leeren Antigene erhalten. Sie werden von speziellen Abwehrzellen, den Antikörpern, trotzdem als Feind markiert. Wenn sich nun Antigene und Antikörper aneinander heften entstehen Knäuel, die das Abwehrsystem irritieren. Die feinen Blutgefäße und Lymphbahnen können dadurch verstopfen. Solche Immunkomplexe können von den Enzymen Papain und Bromelain aufgelöst werden. Dann kann sich die Aktivität von Freß- und Killerzellen wieder gegen den eigentlichen Feind, die Krebszelle, richten.

Wenn Tumorzellen aufgelöst werden entstehen verschiedene Abfallprodukte, welche ebenfalls das Abwehrsystem behindern können. Da diese Abfallprodukte meist aus Eiweißstoffen bestehen, können die eiweißspaltenden Enzyme auch diesen Zellmüll abräumen. Von Papain ist bekannt, dass es außerdem die Ausschüttung von Zytokinen fördert. Durch Zytokine wird das Immunsystem in Alarmbereitschaft versetzt und zu erhöhter Aktivität angeregt.

Enzymkombinationen für die Krebstherapie

Der Wissenschaftler Max Wolf und seine Mitarbeiterin Benitez kombinierten in der ersten Hälfte des 20. Jahrhunderts bereits verschiedene eiweißspaltende Enzyme pflanzlicher und tierischer Herkunft und konnten dadurch den tumorzellenzerstörenden Effekt verbessern.

Die Enzymbombinationspräparate „WoBe" (benannt nach den Anfangsbuchstaben von Wolf und Benitez) werden seit fast 40 Jahren erfolgreich eingesetzt. Die darin enthaltenen pflanzlichen Bestandteile sind Papain aus der unreifen Papaya und Bromelain aus der Ananas. An tierischen Komponenten sind enthalten Pankreatin und Trypsin aus der Bauchspeicheldrüse von Schweinen und Chymotrypsin aus der Bauchspeicheldrüse von Rindern. Dieselbe Enzymkombination in einer etwas anderen mengenmäßigen Zusammensetzung wird auch von anderen Firmen angeboten. Enzympräparate sind in der Apotheke oder über das Internet erhältlich. Die Präparate werden meist in Form von Dragees verabreicht.

Die Überlebensrate nach einer Krebsoperation ist deutlich erhöht, wenn mindestens zwei Jahre proteolytische Enzyme eingenommen werden. Die Dosierung ist in Absprache mit dem Arzt oder Heilpraktiker vorzunehmen. Einschränkungen der Anwendung der Enzymtherapie ergeben sich bei einem bestimmten Personenkreis, insbesonders bei Personen mit einer erhöhten Blutungsneigung oder wenn wegen Herz-Kreislauf-Erkrankungen oder hohem Blutdruck blutverdünnende Mittel, wie z. B. „Marcumar" eingenommen werden. Auch kann in bestimmten Fällen eine Allergie gegenüber dem Wirkstoff Bromelain bestehen. In diesen Fällen darf eine Enzymtherapie nur unter ärztlicher Kontrolle angewendet werden.

Hemmung der Enzymtherapie durch Grünen Tee und Kupfer

Für die Enzymwirkung von Papain ist neben der freien Aminosäure Histidin 159 die freie Sulfhydrylgruppe (SH-Gruppe) des Cysteins 25 verantwortlich. Schwermetallionen, wie z. B. Kupfer(II)-ionen können die freie SH-Gruppe blockieren und damit die Wirkung des Enzyms Papain hemmen. Die enzymhemmende Wirkung von Kupfer(II)-ionen auf die proteolytische Aktivität des Enzyms Papain konnte in Laborversuchen vom Autor selbst nachgewiesen werden. Bei der Anwendung der Enzymtherapie dürfen deshalb keine zusätzlichen Mengen an Kupfersalzen, z. B. in Form von Mineralstofftabletten, aufgenommen werden. Auf diesen Umstand wurde bisher in der Literatur nicht aufmerksam gemacht.

Nun ist bekannt, dass auch die in der Mykotherapie angewendeten Heilpilze in getrockneter Form Schwermetalle wie Kupfer in Mengen von einigen Milligramm je hundert Gramm enthalten können. Das in diesen Heilpilzen enthaltene Kupfer ist jedoch hauptsächlich in der Proteinfraktion an die Stickstoffatome der Aminosäurereste gebunden und geht durch Kochen mit Wasser zur Herstellung eines Tees oder Extraktes kaum in die wässrige Phase über. Deshalb enthalten Heilpilzextrakte wesentlich weniger Kupfer als die Pilze selbst. Eine Hemmung der Enzymwirkung proteolytischer Enzyme ist nur durch freie Kupferionen möglich, so dass die Enzymtherapie von der Mykotherapie bei Anwendung von Heilpilzextrakten nicht negativ beeinflusst wird und eine Kombination beider Therapien daher möglich ist.

Grünem Tee kommt in der Krebsvorbeugung nach zahlreichen Untersuchungen der letzten Jahre ein hoher Stellenwert zu. Allerdings müssen dabei für eine ausreichende Wirkung auch regelmäßig große Mengen Grünen Tees getrunken werden. Von einem Bestandteil des Grünen Tees, dem Epigallocatechingallat (EGCG) sind eine Reihe verschiedener tumorhemmender Eigenschaften bekannt. U. a. soll es die Aktivität des Enzyms Urokinase hemmen, einem Enzym, das bei Tumoren ausgeschüttet wird, um die Bildung neuer Blutgefäße anzuregen, so dass Metastasen wachsen können. Der Stoff EGCG hemmt jedoch auch viele andere Enzyme, so auch das in der Krebstherapie eingesezte Enzym Papain. Der hemmende Effekt des Grünen Tees auf die proteolytische Wirkung von Papain konnte ebenfalls in Laborversuchen vom Autor selbst festgestellt werden. Dies bedeutet leider, dass Grüner Tee sich nicht mit der Therapie proteolytischer Enzyme verträgt. Auch über diese Feststellung wurde bisher nicht in der Literatur berichtet.

Die Therapie mit Heilpilzen (Mykotherapie)

Mit der Enzymtherapie konnten in bestimmten Fällen Heilerfolge bei Krebserkrankungen erzielt werden. Die Enzymtherapie allein ist aber nur erfolgreich, wenn das Immunsystem noch ausreichend stark ist. Hier besteht nun ein weiterer Ansatz. Es hat sich gezeigt, dass bestimmte asiatische und brasilianische Pilze, verabreicht als Extrakt, das Immunsystem enorm steigern können. Diese Pilze schaffen es, dass durch bestimmte Inhaltsstoffe die körpereigene Immunabwehr so stark stimuliert wird, dass diese in der Lage ist die Krebszellen selbst zu bekämpfen. Interessanterweise wird durch diese Heilpilze nicht nur eine bestimmte Art von Abwehrzellen stimuliert, sondern praktisch das gesamte Abwehrsystem.

Die wichtigsten Heilpilze Shiitake, Maitake, Reishi und Agaricus blazei Murill

Der Shiitake (Lentinus edodes)

Der Shiitake (Lentinus edodes) ist nach dem Champignon der meistverzehrte Speisepilz der Welt. Er ist ein Weißfäulepilz, der ausschließlich auf abgestorbenen Hölzern von Laubbäumen wie z. B. von Eichen, Buchen und Kastanien lebt. In China und Japan ist er seit 2000 Jahren als beliebter Speisepilz und hervorragendes Heilmittel bei verschiedenen Krankheiten bekannt. Der Shiitake hat auf Grund von schwefelhaltigen Inhaltsstoffen einen knoblauchartigen Geruch. Er besitzt einen hell- bis dunkelbraunen Hut mit einem Durchmesser von 5 bis 12 cm und einen weißen Stil. Seine Lamellen sind weiß oder zartgelb. Das Fleisch ist weiß und fest. Aus dem Fruchtkörper und aus dem Myzel (= Pilzgeflecht) des Shiitake wurden bestimmte Polysaccharide isoliert. Diese bestehen aus hochmolekularen, in bestimmter Weise verbundenen Traubenzuckermolekülen (= Glucosemolekülen). Ein Polysaccharid, das Lentinan, aktiviert das ganze Immunsystem und wirkt hemmend auf das Wachstum von Tumoren. Für die Behandlung von Magenkrebs ist der Wirkstoff Lentinan in Japan bereits als Medikament zugelassen. Man nimmt an, dass der Shiitake vor allem bei Krebs der Verdauungsorgane einschließlich von Leber und Bauchspeicheldrüse sowie bei Lungen- und Eierstockkrebs wirksam ist. Neben seiner immunstimulierenden Wirkung werden ihm auch antivirale, leberschützende, blutzuckersenkende und cholesterinsenkende Eigenschaften zugeschrieben.

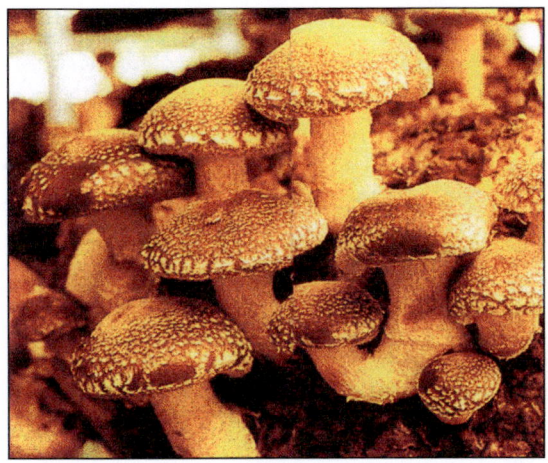

Der Shiitake-Pilz

Lentinan

Ausschnitt der Strukturformel des Lentinans. Es ist aufgebaut aus einer 1,3-ß-D-Glucopyranose-Hauptkette mit 1,6-ß-D-glucopyranose-Seitenketten an jeweils 2 von 5 Glucose-Einheiten.

Der Maitake (Grifola frondosa)

Maitake ist der japanische Name eines Pilzes, der bei uns auch als Laub-porling oder „Henne der Wälder" bezeichnet wird. Seit Anfang der 80er Jahre wird der vor allem in Ostasien, Nordamerika und Europa vorkommende Pilz auf Sägemehl kultiviert. Der Maitake ist am Fuße von Eichen, Edelkastanien sowie an Rot- und Weißbuchen zu finden. Der Fruchtkörper kann eine Höhe von bis zu 50 cm und ein Gewicht bis zu 15 kg erreichen. Dabei sieht er aus wie ein kleiner belaubter Busch und besteht aus vielen graubraunen Hüten.

An besonderen Wirkungen des Maitake sind hervorzuheben seine leber-schützende Wirkung, seine knochenstärkende Wirkung (durch eine Verbesserung der Calcium-Aufnahme), seine blutzucker- und blutdrucksenkende Wirkung. Die Inhaltsstoffe des Maitake sind bisher noch nicht ausreichend erforscht. Besondere Bedeutung besitzt eine Fraktion des Maitake, welche ein proteingebundenes Polysaccharid enthält, das stark immunstimmulierend wirkt. In Versuchen konnte nachgewiesen werden, dass diese Polysaccharide das Wachstum von Krebszellen stoppen können. Das erfolgt über eine Stimulierung der Makrophagen und der T-Lymphozyten sowie der natürlichen Killerzellen.

Der Maitake

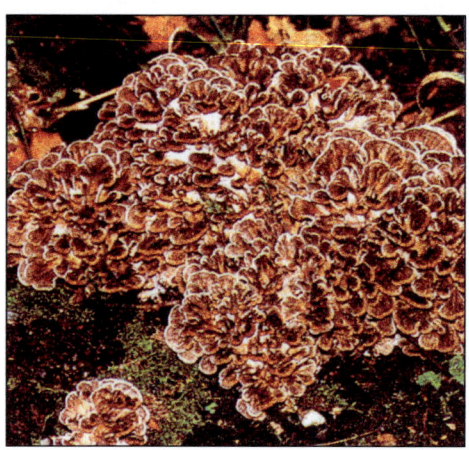

28

Der Reishi (Ganoderma lucidum)

Dieser Pilz ist bei uns auch unter dem Namen Glänzender Lackporling bekannt. Er hat einen glänzenden Hut und Stil. Das Fleisch des Reishi ist holzartig und deshalb für den Verzehr ungeeignet. In der chinesischen und japanischen Volksmedizin wird das Fruchtkörperpulver des Reishi bereits seit über 4000 Jahren als Heilmittel geschätzt. Der Pilz kommt auch in Europa in Auenwäldern, Hainbuchenwäldern oder Eichenwäldern vor. Der Fruchtkörper kann in der Farbe von orangerot über braun bis schwarz variieren.

Der Reishi enthält zwei besonders aktive Stoffgruppen, zum einen bestimmte Polysaccharide, denen eine immunstimulierende und tumorhemmende Wirkung nachgesagt wird. Die andere Gruppe bilden die Triterpene, deren wichtigste Vertreter die Ganoderminsäure, Ganolucidsäure und Lucidemiksäure sind. Diese Stoffe wirken leberschützend, hemmen die körpereigene Cholesterinsynthese, senken hohen Blutdruck und hemmen die Histaminfreisetzung. Der Reishi hat deshalb auch eine positive Wirkung bei Allergien.

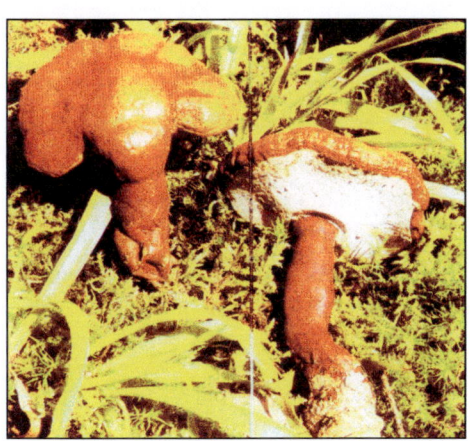

Der Reishi

Der Agaricus blazei Murill (ABM-Pilz)

Den wissenschaftlichen Namen dieses Pilzes gibt es erst seit dem Jahr 1996. Früher war er unter verschiedenen Namen wie Himematsutake, Cogumelo De Deus, Cogumelo tun Solenoid oder Princesa Kawaritake bekannt. Die Heimat des Agaricus blazei Murill ist Japan und Brasilien. Man findet ihn z. B. im Regenwald um die Vorstädte und Dörfer von Sao Paulo. Der ABM-Pilz wird inzwischen von Bauern sowohl in Brasilien als auch in Japan erfolgreich kultiviert. Der Agaricus ist ein Pilz mit einem braunen Hut und weißen Stil. Japanische Krebsforscher haben als erstes die ungemein starke Krebsremissionswirkung dieses Pilzes erkannt. Zahlreiche klinische Studien in Brasilien, USA, Japan und Mexico belegen eindrucksvoll die wundersame und vor allem rasche Wirkung des ABM-Pilzes, selbst bei Patienten im Krebsstadium IV. Während in Europa noch ziemlich unbekannt, ist dieser Pilz in Japan bei der Hälfte der Bevölkerung als Wundermittel bekannt. Die heilende Wirkung schreibt man dem Agaricus blazei Murill vor allem seinem hohen Gehalt an bestimmten Polysacchariden und einem RNA-Protein-Komplex zu. Gute Heilerfolge wurden bei Magenkrebs, Darmkrebs, Hirntumoren, Lungenkrebs, Gebärmutterhalskrebs, Bauchspeicheldrüsenkrebs, Brustkrebs, Prostatakrebs und Leberkrebs neben anderen Krebsarten erzielt. Bei Tierversuchen zeigte der ABM-Pilz im Vergleich mit anderen Heilpilzen die besten Erfolge bezüglich der krebshemmenden Wirkung. ABM-Pilze besitzen den höchsten Gehalt an Polysacchariden vom Typ ß-D-Glucan. Bei einer Reihe von durchgeführten Studien an Patienten konnte in vielen Fällen eine starke Remission (Rückbildung) des Krebses erreicht werden. ABM-Pilze sind über das Internet erhältlich und werden in Deutschland von einigen wenigen Firmen angeboten.

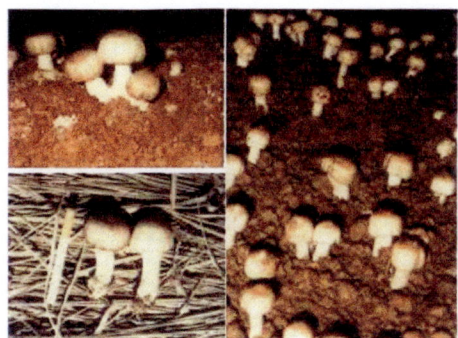

Der Agaricus blazei Murill

Agaricus blazei Murill Inhaltsstoffe

**Resultat einer Laboranalyse
von Agaricus blazei Murill getrockneten Pilzen**

INHALTSSTOFFE	Per gr,	MINERALIEN	Per gr,
WASSER	7.5 mg	Potassium, K	24,60 mg
PROTEINE	488.5 mg	Silicon, Si	4,33 mg
FETT Total	35.3 mg	Phosphorous, P	8.90 mg
Saturated - 25% of total	9.6 mg	Chlorine, Cl	2.36 mg
Palmitorenic Acid	7.4 mg	Magnesium, Mg	1.40 mg
Andere	1.6 mg	Iron, Fe	0.37 mg
Unsaturated - 75% of total	28.0 mg	Aluminum, Al	0.32 mg
Linoleic Acid	24.1 mg	Sodium, Na	0.25 mg
Zucker	38.3 mg	Zinc, Zn	0.11 mg
CARBOHYDRATES	484.6 mg	Calcium, Ca	0.12 mg
Fiber	68.0 mg	Copper, Cu	0.10 mg
Saccharidesl	415.6 mg	Manganese, Mn	0.17 mg
beta-D-Glucan (Fl0-a-beta)	91.4 mg	**VITAMINS**	**Per 100 grams**
alpha-D-Glucan (FA-1-a-alpha)	79.0 mg	Ergosterol, Provitamin_D	354.0 mg
Nucleic Acid, RNA (FA-2-b-beta)	16,2, mg	Niacin	44.2 mg
Other carbohydrates	229.0 mg	Vitamin B1	0.53 mg
ASH	73.4 mg	Vitamin B2	2.84 mg

Quelle: www.agaricus-net

Anwendung von Heilpilzen

Bei der Anwendung der Heilpilze ist zu beachten, dass die wirksame Polysaccharid-Fraktion in die unlösliche Gerüstsubstanz Chitin eingebettet ist. Um das Polysaccharid frei zu bekommen, muß man die getrockneten Pilze längere Zeit (20 bis 30 Minuten) in Wasser kochen, damit man einen wirksamen Tee erhält. Die Heilpilze werden zu einem Tee zubereitet und dreimal über den Tag verteilt ca. eine Stunde vor den Mahlzeiten getrunken. Der übrige Pilz braucht mit Ausnahme des Reishi nicht verworfen zu werden. Er kann noch zu einem Salat zubereitet und verspeist werden. Im Handel sind auch Kapseln mit Pilzpulver und Tabletten sowie Kapseln mit Heilpilz-Extrakten erhältlich. Heilpilz-Extrakte eignen sich für die biologische Krebsbehandlung besser als Pilzpulver, da sie die wirksamen ß-D-Glucane konzentriert enthalten.

Eine deutliche Verbesserung und Stabilisierung des Immunsystems und des Allgemeinbefindens ist z. B. beim Agaricus blazei Murill bereits nach einigen Tagen festzustellen, besonders während und nach Chemotherapie und Strahlentherapie, ein effektiver Krebs-Wachstumsstop und Remissionsresultate können jedoch frühestens nach drei bis vier Wochen konsequenter Einnahme erwartet werden. Zu Beginn der Einnahme sollte man wie auch bei der Enzymtherapie mit geringen Mengen beginnen. Es kann sein, dass in den ersten zwei bis vier Tagen zuerst eine Schwächung des Körpers eintritt, welche jedoch bald darauf bei weiterer Einnahme in eine deutliche Besserung des Befindens umschlägt. Dann kann die Dosierung ohne weiteres erhöht werden. Die Behandlungsdauer beträgt in der Regel mindestens drei Monate. Ein eventueller Wachsstumsstop und die Krebs-Rückbildung lässt sich durch den Arzt durch Blutproben mittels bestimmter Krebs-Marker feststellen. Nach Internetrecherchen gibt es eine Reihe von neueren Studien, die die Wirksamkeit des Agaricus blazei Murill-Pilzes bei verschiedenen Krebserkrankungen ebenfalls belegen. Danach wurden Heilerfolge erzielt, wenn täglich eine Menge von bis zu 40 g des getrockneten ABM-Pilzes eingenommen wurden.

Immunitätsmechanismen von Heilpilzen

Die in den vorgestellten Heilpilzen gegen Krebs wirksamen Polysaccharide bestehen aus hochverzweigten 1,3-ß-D-Glucanen, in welchen die einzelnen Glucose-Moleküle in bestimmter Weise miteinander verknüpft sind. Ein Beispiel für den Wirkstoff Lentinan aus dem Shiitake wurde bereits vorgestellt. Die ß-D-Glucan-Polysaccharide haben nun die Eigenschaft, dass sie bei Kontakt mit den Abwehrzellen, den Makrophagen, den Natürlichen Killerzellen (NK-Zellen) und den T-Helferzellen diese aktivieren, wobei mehr Zytokine wie Interleukine IL1, IL2 und Interferone sowie vermehrt der Tumor-Nekrose-Faktor (TNF) gebildet wird. Dies bedeutet, dass die ß-D-Glucane eine Steigerung fast des gesamten Abwehrsystems bewirken. Ein geschwächtes Abwehrsystem kann daher durch die Wirkstoffe der Heilpilze gestärkt werden, wobei sich die Abwehrzellen und die ausgeschiedenen Zytokine wieder auf die Krebszellen stürzen können, um diese unschädlich zu machen.

Selen zur Unterstützung der Chemo- und Strahlentherapie und zur Stärkung des Immunsystems

Das Spurenelement Selen spielt eine wichtige Rolle im menschlichen Organismus. Als Bestandteil des Enzyms Glutathionperoxidase sorgt es dafür, dass krankmachende freie Radikale, die im Stoffwechsel entstehen, unschädlich gemacht werden. Das Selen gehört wie die Vitamine C und E sowie die Carotinoide aus Karotten und Tomaten zu den Antioxidantien. Der Körper benötigt vom Selen nur 100 bis 200 millionstel Gramm oder Mikrogramm täglich. In höheren Dosen, oberhalb 800 bis 1000 Mikrogramm täglich kann es allerdings toxisch wirken. Kurzzeitig werden auch Dosierungen bis 1000 Mikrogramm täglich ohne Nebenwirkungen vertragen.

Man hat festgestellt, dass im Blut von Krebskranken meist ein sehr niedriger Selenspiegel besteht. Viele neue Forschungen belegen, dass Selen einen hohen Stellenwert bei Krebserkrankungen hat. Durch die Abwehr von Radikalen kann es die Entartung von normalen Zellen zu Krebszellen verhindern. Amerikanische Studien ergaben, dass eine Selenzufuhr von täglich bis zu 200 Mikrogramm die Zahl der Krebserkrankungen deutlich reduziert, bei Lungen-, Darm- und Prostatakrebs um etwa die Hälfte. Neben dem Schutz der Neubildung von Krebszellen stärkt Selen die Immunabwehr. Unter seinem Einfluß bilden sich mehr Antikörper, Natürliche Killerzellen und Makrophagen. Selen hilft darüber hinaus die Zellteilung zu normalisieren und es fördert die Apoptose, als den Selbstmord kranker Zellen.

Selen sollte zunächst während einer Chemo- oder Strahlentherapie begleitend eingenommen werden. Es konnte festgestellt werden, dass es dabei die Nebenwirkungen deutlich vermindern kann. Insbesonders sinkt unter seinem Einfluß die Zahl der Leukozyten und Lymphozyten im Blut nicht so stark ab und das Abwehrsystem wird weniger geschädigt. Die bei der Chemo- oder Strahlentherapie häufig auftretenden Entzündungen der Schleimhäute können vermindert oder ganz verhindert werden. Selen soll auch der Bildung von Lymphödemen vorbeugen. In einer Studie erhielten Patienten fast ein halbes Jahr lang 200 bis 300 Mikrogramm Selen täglich,

34

oft zusammen mit den Vitaminen C und E. Beschwerden wie Mattigkeit, Antriebslosigkeit, Appetitverlust, Schmerzen und Immunschwäche besserten sich dabei erheblich.

Vorkommen, Bedarf und Dosierung von Selen

Deutschland gehört zu den Selenmangelgebieten, die Ackerböden enthalten relativ wenig Selen. Mit der üblichen Ernährung werden durchschnittlich nur 30 bis 50 Mikrogramm täglich aufgenommen. Dies ist weit unterhalb dessen was von zahlreichen Forschern empfohlen wird. Als krebsvorbeugende Dosis werden z. B. von Prof. Schrauzer 100 bis 200 Mikrogramm (μg) täglich empfohlen. Selen ist in den Nahrungsmittel sehr unterschiedlich enthalten. In 100 g sind z. B. enthalten: Innereien Niere, Leber ca. 60 μg, Fisch 30 bis 70 μg, Eigelb 30 μg, Fleisch um 20 μg, Getreideprodukte ca. 10 μg, Milchprodukte ca. 4 μg und Gemüse nur ca. 1 μg. Interessanterweise zählt die Kokosnuss zu den selenreichsten Nahrungsmitteln mit einem Gehalt je nach Standort bis 810 μg je 100g.

Da die tägliche Ernährung meist nur einen Teil des Bedarfs deckt, ist eine zusätzliche Einnahme zu empfehlen. Über den Normalbedarf bestehen etwas unterschiedliche Auffassungen. Die Deutsche Gesellschaft für Ernährung empfiehlt täglich 30 bis 70 μg Selen. Nach amerikanischen Selenforschern reicht dies nicht, um einen wirksamen Krebsschutz zu erreichen. Sie empfehlen 100 bis 200 μg täglich. Bei Krebskranken sollen diese Mengen zeitweise noch weiter erhöht werden. Zur täglichen Nahrungsergänzung geeignet sind Selen-Hefe-Präparate, die von vielen Herstellern oft in Kombination mit Vitaminen angeboten werden. Diese Mittel enthalten meist 50 oder 100 μg Selen je Tablette oder Kapsel. Für therapeutische Zwecke eignet sich Natriumselenit besser, da es schneller vom Körper aufgenommen wird und direkter wirkt. In Deutschland sind höher dosierte natriumselenithaltige Präparate allerdings verschreibungspflichtig.Natriumselenithaltige Präparate sind inzwischen als Nahrungsergänzungsmittel bis zu einer Dosierung von 100 μg in Apotheken erhältlich.

Für Therapiezwecke und danach wird von Ärzten empfohlen: Jeweils vor der Operation oder dem Beginn der Chemo- oder Strahlentherapie soll mit einer Einnahme von 200 bis 300 µg Selen pro Tag begonnen werden, um den Selenspiegel zu erhöhen. Jeweils am Tag der Chemo- oder Strahlentherapie soll die Dosis auf 500 bis maximal 1000 µg Selen erhöht werden. An den behandlungsfreien Tagen werden 200 bis 300 µg Selen pro Tag empfohlen. Für die Nachbehandlung sollen bis zu drei Monate nach Abschluß der Behandlung täglich 200 µg, danach 100 bis 150 µg Selen eingenommen werden. Dosierungen über 200 µg täglich sollten nur unter ärztlicher Kontrolle eingenommen werden. Selen sollte zur Wirkungsverstärkung mit dem Carotinoid Lycopin eingenommen werden, welches im nächsten Abschnitt behandelt wird. Für die höhere Dosierung ist dann in Absprache mit dem Arzt ein reines Selenpräparat, z. B. mit einer Dosierung von 200 oder 300 µg je Kapsel oder Tablette erforderlich.

Bei der Einnahme Natriumselenit-haltiger Präparate ist zu beachten, dass Vitamin C Selenit zu elementarem Selen reduzieren kann, welches dann physiologisch inaktiv wird. Deshalb sollen Natriumselenit-haltige Präparate nicht mit Vitamin C, d. h. auch nicht mit Citrusgetränken, eingenommen werden. Hierbei ist ein zeitlicher Abstand von mindestens einer Stunde einzuhalten. Auf organisch gebundenes Selen z.B. als Selenhefe oder Selenmethionin hat Vitamin C dagegen keinen Einfluß.

Lycopin – der rote Tomatenfarbstoff

Sehr tomatenreiche Ernährung bietet einen gewissen Schutz vor Krebs und Herz-Kreislaufkrankheiten. Dies belegen inzwischen zahlreiche Studien aus dem In- und Ausland. Weniger die Vitamine, Mineral- und Ballaststoffe in der Tomate sind für den gesundheitlichen Nutzen ausschlaggebend, sondern das Lycopin, der rote Tomatenfarbstoff. Wer viel Tomaten verzehrt, hat auch ein geringeres Risiko an Magen-, Darm-, Brust- oder Prostatakrebs zu erkranken. Hohe Lycopinwerte im Blut gehen zudem mit einem deutlich niedrigeren Herzinfarktrisiko einher, wie Daten aus zehn europäischen Ländern bestätigen. Das Magen-Darm und Prostatakrebsrisiko ist in den Mittelmeerländern, wo traditionell viel Tomaten verzehrt werden, deutlich geringer als in den nördlichen Ländern.

Lycopin gehört wie das ß-Carotin zu den Carotinoiden. Es ist fettlöslich und wirkt als starkes Antioxidans, stärker als ß-Carotin. Es wirkt dabei als Radikalfänger. Seine antiarteriosklerotische Wirkung wird auf die Hemmung der Oxidation des LDLCholesterins zurückgeführt, welches nur im oxidierten Zustand in die Gefäßwände eingebaut wird und dann zu verengten Arterien bis hin zum Herzinfarkt führen kann.

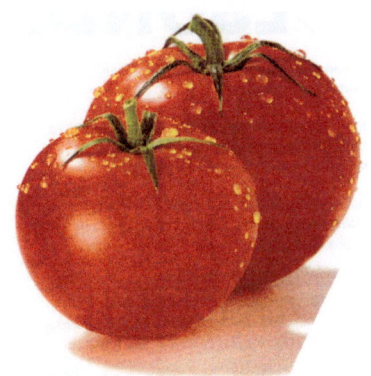

Lycopin (ψ,ψ-Carotin).

Strukturformel des Lycopins

Lycopin wird durch Kochen nicht zerstört. So ist es auch in den vielen verschiedenen Tomatenprodukten noch voll wirksam. Aus Tomatensaft und Ketchup kann das Lycopin sogar noch besser aufgenommen werden, als aus der rohen Tomate. Es hat sich gezeigt, dass durch das Erhitzen von Tomaten nach einer Zeit von 15 Minuten das Lycopin in noch stärkerem Ausmaß freigesetzt wird, da dabei die Zellwände aufgebrochen werden. Auch wird es bei einer öl- und fettreichen Nahrung besser aufgenommen, da es fettlöslich und nicht wasserlöslich ist. Die im Supermarkt angebotenen Tomatensäfte enthalten meist beträchtliche Mengen an Kochsalz oder Meersalz beigemengt. Diese eignen sich nicht als Dauergetränk wegen der blutdrucksteigernden Wirkung des Salzes. Als tägliches Getränk muß leider auf die teureren salzfreien Tomatensäfte aus dem Reformhaus zurückgegriffen werden.

Krebshemmende Wirkungen des Lycopins

Israelische Wissenschaftler konnten im Laborversuch nachweisen, dass Lycopin nicht nur eine krebsvorbeugende Wirkung hat, sondern auch das Wachstum von Krebszellen stoppen kann. Bei Patienten, die an Prostatakrebs erkrankt waren, konnte nach klinischen Studien durch Lycopingabe eine Verkleinerung des Primärtumors erreicht werden.

Lycopin hat ähnlich wie Selen die Eigenschaft Radikale abzufangen, womit einer Entartung von gesunden Zellen vorgebeugt werden kann. Die anti-karzinogene Wirkung beruht aber auch darauf, dass es die Kommunikation der Zellen untereinander mittels sogenannter „gap junctions" verbessert. Bei Krebszellen findet eine normale Kommunikation zwischen den einzel-nen Zellen oft nicht mehr statt. Lycopin erhöht die Expression des Gens Connexin-43, so dass wieder mehr Proteine der „gap junctions" syntheti-siert (aufgebaut) werden. Ob es weitere biochemische Wirkungen an der Krebszelle gibt, ist bisher nicht ausreichend erforscht. Nach Meinung des Autors sollte Lycopin jedoch auch einen Platz in der biologischen Krebsbe-kämpfung bekommen, insbesonders ergänzt es sich gut mit Selen.

Dosierung des Lycopins

Nach Meinung der Wissenschaft ist für eine therapeutische Wirkung eine Tagesdosis von mindestens 6 Milligramm (mg) Lycopin erforderlich. Für die kombinierte Anwendung mit anderen Stoffen in der biologischen Krebs-bekämpfung wird eine Tagesdosis von 10 mg Lycopin empfohlen. Hierfür gibt es in der Apotheke oder über das Internet erhältlich eine Reihe von Präparaten, auch in Kombination mit Selen und den Vitaminen C und E. Zum Vergleich: In 1 kg Tomaten sind ca. 20 mg Lycopin enthalten. Die für eine therapeutische Wirkung empfohlene Menge von 10 mg Lycopin täglich entspricht einer Verzehrmenge von täglich einem halben Kilogramm To-maten. Eine weitere Möglichkeit Lycopin zu sich zu nehmen besteht in der Form von Tomatenpulver, welches man sich im Gewürzgeschäft besorgen kann. Man kann es z. B. auf ein mit Margarine bestrichenes Brot aufstreuen und vor dem Verzehr zur Vermischung mit den Fettbestandteilen mit dem Messer verstreichen. Günstig ist es 500 Milligramm bis 1 Gramm täglich von Tomatenpulver zu sich zu nehmen. Die Vermischung mit der Margarine führt zu einer besseren Aufnahme in den Körper.

Kombination von Enzymtherapie, Mykotherapie und der Gabe von Selen und Lycopin

Mit einer Kombination von Enzymtherapie, Mykotherapie und der zusätzlichen Gabe von Selen und Lycopin lassen sich Krebszellen mit verschiedenen Ansätzen biologisch bekämpfen. Damit die immunstärkende Wirkung der Mykotherapie mit Heilpilzen wie Agaricus blazei Murill, Shiitake, Reishi oder Maitake den größtmöglichen Erfolg haben kann, ist es erforderlich zuvor die Krebszellen mit Hilfe der Therapie proteolytischer Enzyme wie Papain oder Bromelain von der sie umgebenden Eiweißhülle zu enttarnen. Wenn damit die Antigene der Krebszellen freigelegt sind, kann erst die körpereigene Abwehr wirkungsvoll angreifen. Das Wirkungsprinzip einer solchen kombinierten Naturstoffbehandlung ist in einem Schema auf der nächsten Seite dargestellt. Proteolytische Enzyme legen die Antigene der Krebszellen frei, sie lösen Immunkomplexe auf und bewirken durch verschiedene Mechanismen eine Hemmung der Bildung von Metastasen. Heilpilze führen über den Wirkstoff ß-D-Glucan zu einer Aktivierung von Makrophagen, von Natürlichen Killerzellen und T-Helferzellen, so dass eine verstärkte Bildung von Zytokinen wie Interleukine und Interferone erfolgt, sowie vermehrt der Tumornekrose-Faktor TNF gebildet wird. Die Gabe von Selen führt ebenfalls zu einer Aktivierung von Makrophagen und Natürlichen Killerzellen, außerdem werden vermehrt krebsspezifische Antikörper gebildet. Durch die zusätzliche Gabe von Lycopin wird die Kommunikation der Zellen untereinander verbessert, was die Bildung neuer Krebszellen hemmt. Eine gegenseitige negative Beeinflussung ist durch die vorgeschlagene Naturstoffkombination nicht zu befürchten. Es wurde im Gegenteil bereits festgestellt, dass Patienten bei der Anwendung der Enzymtherapie und gleichzeitiger Gabe von Selen eine deutlich längere Lebenserwartung aufweisen.

Die Anwendung der vorgeschlagenen Kombination mit proteolytischen Enzymen wird vom Autor auf Grund der festgestellten besseren Wirkung eines Ackerwinden-Extraktes nur noch empfohlen, sofern noch keine ausgedehnten Metastasen festgestellt wurden. Mit Hilfe der vorgeschlagenen Kombination von proteolytischen Enzymen, Heilpilzextrakten,Lycopin und Selen kann möglicherweise bei einem festgestellten Primärtumor die Ausbildung und Verbreitung von Metastasen verhindert oder verzögert werden.

Wirkungsprinzip einer kombinierten Naturstoffbehandlung

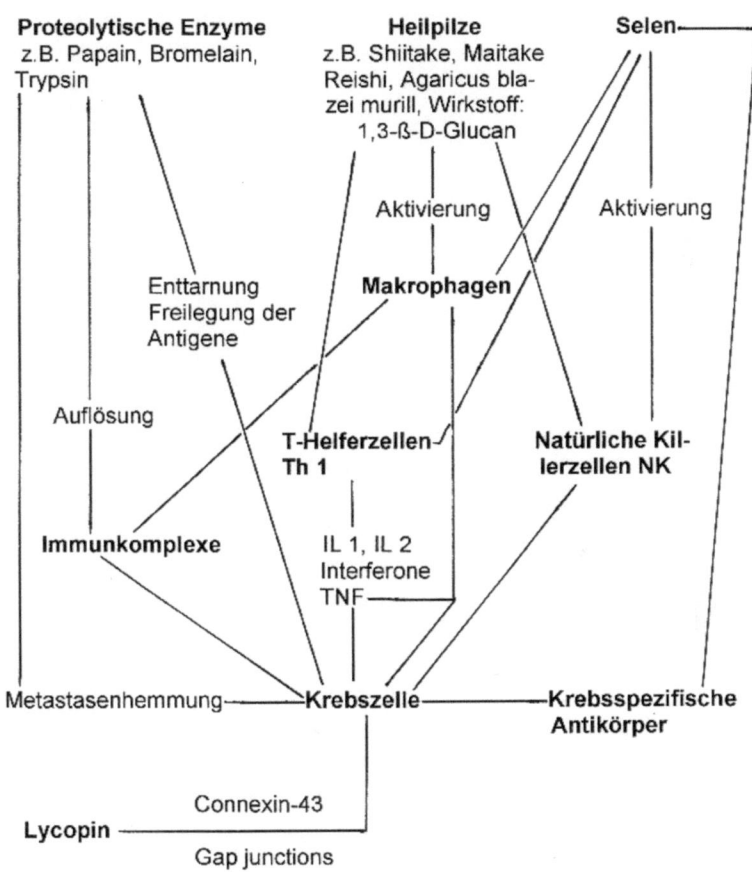

Metastasenhemmung – Hoffnung durch die Ackerwinde (convolvulus arvensis)

Eine Tinktur aus der Ackerwinde (convolvulus arvensis) machte bereits Ende der 80 er Jahre des letzten Jahrhunderts auf sich aufmerksam. Im Sommer 1987 wurde bei einer Lehrerin in den USA Eierstockkrebs festgestellt. Da sich bereits Metastasen in anderen Teilen des Körpers gebildet hatten, gab ihr der behandelnde Arzt eine Überlebenschance von weniger als einem Jahr. Die Lehrerin verweigerte daraufhin die standardmäßige medizinische Behandlung. Sie suchte Hilfe bei einem Schamanen. Dieser gab ihr eine Tinktur, welche aus der Ackerwinde gewonnen wurde. Davon sollte sie jeden Tag etwas zu sich nehmen. Bereits nach drei Wochen hatte sich ihr Allgemeinzustand deutlich gebessert. Nach weiterer Einnahme konnte festgestellt werden, dass die Metastasen nicht mehr weiter wuchsen und sich sogar zurückbildeten. Nach einem Jahr der ständigen Einnahme der Ackerwinden-Tinktur konnten keine Metastasen mehr festgestellt werden. Die Lehrerin hatte den Krebs besiegt. 1994 erzählte sie ihre Geschichte den Krebsforschern Hugh D. Riordan und seinem Sohn Neil H. Riordan. Sie wussten, dass Ackerwinde giftige Tropan-Alkaloide enthält, weshalb von der längeren Einnahme von Ackerwinden-Tee abgeraten werden muß. Vater und Sohn Riordan wollten deshalb einen ungiftigen Extrakt aus der Ackerwinde herstellen.

Mit Hilfe eines speziellen physikalischen Trennprozesses gelang es ihnen schließlich einen Extrakt zu gewinnen, der weitgehend frei von Tropan-Alkaloiden war. Sie untersuchten diesen Extrakt auf die Wirkung der Bildung von Blutgefäßen bei befruchteten Hühnereiern und fanden heraus, dass er die Bildung von Blutgefäßen hemmt. In zahlreichen Tierversuchen konnte die tumorhemmende Wirkung ihres Extraktes aus der Ackerwinde nachgewiesen werden. In klinischen Tests, die bisher in den USA durchgeführt wurden, konnte bei Anwendung des Ackerwinden-Extrakts bei Patienten mit Eierstockkrebs, Lungenkrebs, Darmkrebs, Speiseröhrenkrebs mit Lebermetastasen und Prostatakrebs eine Verlängerung der Lebenserwartung erzielt werden. Die tumorhemmende Wirkung des Ackerwinden-Extrakts ist auf sogenannte „Proteoglycane" (PGM) zurückzuführen, welche die vom Krebszellenverband ausgeschütteten Wachstumsfaktoren binden können, womit die Anregung der Bildung neuer Blutgefäße gehemmt wird oder sogar unterbleibt. Außerdem wurde nachgewiesen, dass der Extrakt die Bildung von Lymphozyten anregt. Damit wird auch das körpereigene Abwehrsystem gestärkt. Der Ackerwinden-Extrakt wird unter dem Namen „Vascustatin" oder „Angioblock" in den USA als Nahrungsergänzungsmittel angeboten. Er ist über das Internet auch bei uns erhältlich. Inzwischen wird der Extrakt auch von einer holländischen Firma in Deutschland angeboten. Eine Kapsel Vascustatin enthält z. B. 250 mg Extrakt. Für eine begleitende Krebstherapie wurde von amerikanischen Ärzten mindestens 4 bis 6 Kapseln täglich empfohlen. Ackerwinden-Extrakt darf nicht eingenommen werden von schwangeren Frauen. Bei Patienten, die an einer Herzerkrankung leiden, sollte Ackerwinden-Extrakt nur nach ärztlicher Rücksprache und ggf. unter ärztlicher Aufsicht eingenommen werden. Zwei Wochen vor und nach einer Operation sollte ebenfalls kein Ackerwinden-Extrakt eingenommen werden.

Hemmung der Wirkung von Ackerwinden-Extrakt durch proteolytische Enzyme?

Die tumorhemmende Wirkung des Ackerwinden-Extrakts beruht auf der Wirkung der sogenannten Proteoglycane. Diese sind aus einem Kernprotein, an welches Glycosaminglycane, sogenannte GAG's, kovalent gebunden sind, aufgebaut. Proteolytische Enzyme können Proteoglycane abbauen, indem sie aus dem Kernprotein Aminosäuren abspalten, was schließlich zur Bildung freier Glycosaminglycane führt. Ob dadurch die tumorhemmende Wirkung des Ackerwinden-Extrakts gehemmt wird, ist derzeit nicht bekannt. Die gleichzeitige Einnahme des Ackerwinden-Extrakts und proteolytischen Enzymen wird jedenfalls derzeit nicht empfohlen. Ließe sich damit überhaupt die bisher vorgestellte Vier-Stoff-Kombination durch Ackerwinden-Extrakt sinnvoll ergänzen? Welche Folgerungen ergeben sich dann für eine Optimierung der biologischen Krebsbehandlung?

Folgerungen für eine Optimierung der biologischen Krebsbehandlung

Die gleichzeitige Einnahme von Heilpilz-Extrakten, Lycopin und Selen mit Ackerwinden-Extrakt ist ohne gegenseitige Störung der jeweiligen tumorhemmenden Wirkung möglich und führt sehr wahrscheinlich auch zu einer erheblichen Verbesserung der insgesamt erzielbaren tumorhemmenden Wirkung.

Wurden bereits Metastasen festgestellt, macht es Sinnn, eine ergänzende Behandlung mit Naturstoffen zunächst mit einer Kombination aus Heilpilz-Extrakten, Lycopin, Selen und Ackerwinden-Extrakt zu beginnen und erst, nachdem eine deutliche Rückbildung von Metastasen festgestellt wurde, evtl. proteolytische Enzyme anstelle des Ackerwinden-Extraktes einzusetzen. Heilpilz-Extrakte, Lycopin und Selen können während der ganzen Zeit die Basis-Zusatzbehandlung darstellen. Mit einer solchen Vierstoff-Kombination ließe sich die Biologische Krebsbehandlung optimieren. Der Autor ist der Überzeugung, dass mit den hier vorgestellten Naturstoffkombinationen sich die Überlebenschancen und Heilungsaussichten von Krebspatienten nach Durchführung der schulmedizinischen Behandlung noch wesentlich verbessern ließen.

Was ist bei der zeitlichen Einnahme von Enzymen, Heilpilzen, Lycopin und Selen zu beachten?

Da die Heilpilze aus einer reichen Proteinfraktion bestehen, bauen die proteolytischen Enzyme, wenn diese gleichzeitig eingenommen werden, im Verdauungstrakt bereits die Proteine der Heilpilze ab und können dann ihre optimale Wirkung im Blut und an den Krebszellen nicht mehr entfalten. Deshalb sollten Enzyme und Heilpilze nicht gleichzeitig, sondern drei bis vier Stunden zeitversetzt eingenommen werden. Heilpilze können dagegen zusammen mit Lycopin und Selen ohne die Gefahr einer negativen Beeinträchtigung eingenommen werden. Proteolytische Enzyme sollten entweder mindestens eine Stunde vor dem Essen oder drei bis vier Stunden nach dem Essen, z. B. auch vor dem Schlafengehen, eingenommen werden. Die Enzyme sollen ja nicht die Nahrung verdauen, sondern erst im Blut und an den Krebszellen wirken. Selen und Lycopin können vor den Mahlzeiten oder aber auch zu den Mahlzeiten eingenommen werden. Beim Lycopin wird dessen Aufnahme in den Körper sogar durch eine öl- und fettreiche Nahrung verbessert.

Zusammenfassung

Gute Erfolgsaussichten in der biologischen Krebsbehandlung zeigen derzeit die Enzymtherapie mit proteolytischen Enzymen wie Papain, Bromelain und Trypsin sowie die Mykotherapie mit der Anwendung von Tees und Extrakten der Heilpilze Agaricus blazei Murill, Shiitake, Reishi oder Maitake. Beide Therapien werden bisher jedoch getrennt eingesetzt. Der Autor zeigt an Hand biochemischer Zusammenhänge, dass es sinnvoll ist beide Therapien zu kombinieren, um zu einer optimalen Krebsbekämpfung zu gelangen. In die Therapieüberlegungen sollten auch die Stoffe Selen und Lycopin einbezogen werden. Alle vier Stoffarten vertragen sich bei einer zeitversetzten Einnahme gut und ergänzen sich in ihren Wirkungen, da sie den Krebs an verschiedenen Stellen angreifen. Allerdings wird die Einnahme von proteolytischen Enzymen vom Autor nur noch empfohlen, sofern noch keine ausgedehnten Metastasen festgestellt wurden. Liegen bereits Metastasen vor, eignet sich ein Ackerwinden-Extrakt besser. Die Gabe von Heilpilz-Extrakten, Lycopin und Selen kann die Basis-Zusatzbehandlung darstellen und eignet sich sowohl für eine Kombination mit proteolytischen Enzymen als auch für eine Kombination mit Ackerwinden-Extrakt. Liegen bereits Metastasen vor, macht es Sinn zunächst eine Kombination von Ackerwinden-Extrakt, Heilpilz-Extrakten, Lycopin und Selen anzuwenden und, erst nachdem ein deutlicher Rückgang der Metastasen festzustellen ist, evtl. proteolytische Enzyme einzusetzen. Mit einer solchen Vierstoff-Kombination ließe sich nach Überzeugung des Autors die biologische Krebsbehandlung als ergänzende Therapie nach erfolgter Operation, Strahlenbehandlung und Chemotherapie optimieren.

Begriffserklärungen

Adhäsionsmoleküle z. B. CD 44	Tumorzellen können an ihrer Oberfläche das Molekül CD 44 tragen. Über dieses Adhäsionsmolekül docken die Krebszellen in fremdem Gewebe an. Solche Zellen können dann leicht in den Lymphknoten Tochtergeschwülste erzeugen (metastasieren).
Apoptose	Man bezeichnet damit den kontrollierten Zelltod. Normale Körperzellen haben diesen Befehl und sterben nach einer bestimmten Teilungsrate ab. Krebszellen teilen sich unaufhörlich und kennen das Selbstmordprogramm nicht.
Botenstoffe oder Zytokine	Mit Hilfe von Botenstoffen oder Zytokinen kommunizieren die verschiedenen Immunzellen. Zu den wichtigsten gehören der Tumor-Nekrose-Faktor TNF, die Interleukine und Interferone sowie der Wachstumsfaktor TGF-ß. Einige Zytokine wie z. B. der TNF, die Interleukine IL 1 und IL2 sowie einige Interferone können auch Krebszellen zerstören.
DNA	Die Erbsubstanz Desoxyribonukleinsäure, engl.: Desoxyribonucleic acid.
Immunkomplexe	Bei Kontakt eines Antigens (auch Krebsantigens) mit einem zur Abwehr gebildeten Antikörper kommt es zu einer Verbindung, die man Immunkomplex nennt.
Makrophagen	Das sind die Fresszellen des Immunsystems, welche unspezifisch wirken. Sie tragen die Hauptlast der Immunabwehr und der Krebszellenüberwachung. Von ihnen wird auch der Botenstoff TNF gebildet.

TGF-ß	Transforming-Growth-Factor oder TGF-ß. Dieser Faktor ist in allen Geweben ständig vorhanden. Er hat eine wichtige Funktion bei der Wundheilung. Für das Krebsgeschehen ist von Bedeutung, dass mit zunehmenden Alter vermehrt TGF-ß gebildet wird. Dabei kommt es zu einer Verringerung an T-Helferzellen (Th 1) und Natürlichen Killerzellen (NK-Zellen), sowie einer geringeren Produktion von TNF, Interleukinen und Interferonen. TGF-ß hemmt damit die Immunabwehr.
TNF	Diese Abkürzung bedeutet Tumor-Nekrose-Faktor. Die eigentliche Bezeichnung ist Tumor-Nekrose-Faktor-alpha. Dieser Botenstoff wird von den Makrophagen und den T-Helferzellen vom Typ Th 1 gebildet. Er kann beim Kontakt mit Krebszellen deren Absterben verursachen. Der TNF ist aber auch am Entzündungsgeschehen beteiligt.
T-Helferzellen Th 1 und Th 2	Bestimmte Arten von Lymphozyten, welche Zytokine bilden. Man unterscheidet Th 1- und Th 2-Zellen. Die für die Krebsabwehr wichtigen Botenstoffe wie Interleukine IL 1 und IL 2 sowie der TNF werden von den Th 1-Zellen gebildet. Die Abwehrkraft gegen Krebs der von den Th 2-Zellen gebildeten Botenstoffe ist geringer.

Literatur

Bankhofer, H.: Bio-Selen Natürlicher Schutz für unser Immunsystem. Econ Verlag, München (2002)

Bo, L. und Bau, Y.S.: Fungi Pharmacopeia (Sinica). The Konoko Comp., Oakland (1980)

Cernaj,I., Cernaj,J.: Gesund und schön durch Enzyme. Südwest Verlag, München (1995)

Chihara,G.: Medical Aspects of Lintinan Isolated from lentinus edodes (Berk.) Sing. In: Chang,S-T.,Buswell,A. and Chiu,S.W. (Eds) Mushroom Biology and Mushroom Products. The Chinese University Press, Hong Kong, 261-266 (1993)

Dittmar, F.W., Loch, E.G., Wiesenauer,M.: Naturheilverfahren in der Frauen Heilkunde und Geburtshilfe, 2.Aufl. Hippokrates Verlag, Stuttgart (1998)

Eisenhut,R. und Fritz,D.: Medizinisch nutzbare Wirkungen und Inhaltsstoffe von Speisepilzen. Gartenbauwissenschaften, 56/6, 266-270 (1991)

Hanssen, H.P. und Schädler, M.: Pilze als Volksheilmittel in der chinesischen Medizin. Dt. Apothekerzeitung 122/37, 1844-1848 (1982)

Klaschka,F.: Neue Perspektiven in der Tumortherapie. Forum Medizin Verlag, Gräfelfing (1996)

Lehmann,P.V.: Immunmodulation by proteolytic enzymes. Nephrol. Dial. Transplant. 11, 953-955 (1996)

Mori,K.: Mushrooms as Health Food. Japan Publications Inc., Tokio (1974)

Lelley,J. : Die Heilkraft der Pilze. Econ, München (2000)

Mori,K., Toyomasu,T., Nanba,H. und Kuroda,H.: Antitumor Activities of Edible Mushrooms by Oral Administration In: Wuest,P.J., Royse,D.J. und Beelman,R.B. (Eds.) Cultivating Edible Fungi. Elsevier, Amsterdam, 1-6 (1987)

Reinecke,C.: Lycopin. Naturheilpraxis Nr. 6 (1999)

Schmaus,F.: Positive Erfahrungen mit Heilpilzen. Mykovital Heilpilze GmbH, Limeshain

Schrauzer,G.N.: Selen Neue Entwicklungen aus Biologie, Biochemie und Medizin. Thieme Verlag, Stuttgart (1998)

Wrba,H.: Krebstherapie mit proteolytischen Enzymen in: Wrba. H. (Edit.): Kombinierte Tumortherapie. Hippokrates Verlag, Stuttgart (1995)

Wrba,H., Pecher,O.: Enzyme – Wirkstoffe der Zukunft. Ecomed Verlag, Landsberg (1998)

Yang,Q.Y. und Jong,S.C.: Medicinal Mushrooms in China. Mushroom Science XII/1, 631643 (1989)

Walker, M. in Townsend Letter for Doctors and Patients, May 2002

Riordan, N.H.; Meng,X.; Riordan, H.D.: anti-tumor and immunstimulatory effects of a non toxic plant extract (PGM). A poster presentation at the comprehensive cancer care 2000 conference hold in Arlington, Virginia, June 2000

Focus: The Allergy Research Group Newsletter, Hayward, California, p. 4, August 2001

Internetadressen

www.datadiwan.de/gfbk/bio_25.htm

www.geovis.de/Autor/Enzyme/InfoEnzyme/infoenzyme.html

www.zdf.de/ratgeber/gesundheit/archiv/34927/index.html

www.gesundheitsforum-vitalis.de/beratung/mykothera.htm

www.eco4u.de/magazin/shiitake.htm

www.inaz.org/webbanner/shiitake.htm

abm.iranseek.com/ABM.htm

www.agaricus.net/german/navbargerman.html

www.datadiwan.de/gfbk/biotop.htm

www.geovis.de/Autor/Selen/InfoSELEN/infoselen.html

www.privataerzte.de/Pages/Zeitschrift/pp3/Hinterg.Reinecke,html

www.naturkost.de/99sk/990419c.htm

www.lycored.com/german/main.cfm?page=1

www.ksk-tuebingen.de/fre/fg/petersilie32.html

www.wissenschaft.de/sixcms/detail.php?id=101322

http://stopcancer.com/bindweed.htm

http://www.digitalnaturopath.com/cond/C3441.html

http://www.chiroweb.com/archives/20/18/03.html

http://www.lef.org/protocols/prtcls-txt/t-prtcl-152.html

Ausgewählte Bezugsquellen

Heilpilze, Pilzpulver

MykoTroph AG
Institut für Ernährungs und Pilzheilkunde
Werner–von-Braun-Str. 8
63694 Limeshain-Rommelh.

GAMU GmbH
Hüttenallee 241
47800 Krefeld

Hawlik Euro Pilzbrut GmbH
Oelschlagerweg 8
82064 Grossdingharting

Heilpilz-Extrakt-Tabletten und Kapseln

MeroSan GmbH
64407 Crumbach

Aabenrapharma S.P.R.L.
Grossbreitenbach 60
69509 Mörlenbach

Vital Nutrition GmbH
Am alten Neckar 5
64646 Heppenheim

B + K Nutripharm
Zasiusstraße
78462 Konstanz

Xanazon Greenfood Power
22453 Hamburg
http://www.xanazon.de

http://www.pilzshop.de
http://www.neuesleben.net

ABM Pilzpulver Extrakt

Hannes Nutripharm GmbH
Johann-Karg-Str. 44
85540 Haar
Die Produkte sind teilweise auch in Apotheken erhältlich

Proteolytische Enzyme, Lycopin-, Selen-Präparate von verschiedenen Herstellern in Apotheken erhältlich

Ackerwinden-Extrakt

Vascustatin ist über das Internet erhältlich z. B. bei
www.youngagainnutrients.de
www.springboard4health.com/store/more_arg_bindweed.html

Vascostat ist erhältlich bei
www.euro-nutrador.com

Über den Autor

Der Autor ist promovierter Chemiker. Er beschäftigt sich mit der Chemie der Naturstoffe und betreibt unabhängige Forschungen. Sein Interesse besteht an einer wissenschaftlich fundierten Verbesserung der Anwendung kombinierter Naturstoffe für die alternative Behandlung von Krankheiten wie Krebserkrankungen und Allergien.